QUESTIONNAIRE

RELATIF AUX

CONFÉRENCES SUR L'HYGIÈNE

Par F. OMOUTON

Docteur en Médecine,

Secrétaire du Conseil d'Hygiène de l'Arrondissement d'Yvetot,

Officier d'Académie.

A L'USAGE DES ÉCOLES PRIMAIRES

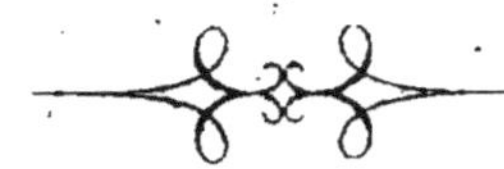

Ouvrage adopté par la Commission des Bibliothèques Militaires.

CHEZ L'AUTEUR (Yvetot)

HAVRE

IMPRIMERIE LEPELLETIER, RUE SÉRY, 47

1881

QUESTIONNAIRE

Première Conférence

Quelle est la composition du corps humain? Comment les os des articulations se meuvent-ils? De quoi se compose le système nerveux? Citer les organes renfermés dans la poitrine et le ventre. Quel est le centre de la circulation? Où se rend le sang après avoir circulé dans les artères? Comment la respiration s'opère-t-elle? Au moyen de quels organes? De quoi se compose le tube digestif? Dites les phénomènes de la digestion? — Quelle est la composition de l'air? Quel changement ce gaz subit-il par la respiration? Pourquoi faut-il respirer de l'air aussi pur que possible et en quantité suffisante? Quelle quantité d'air respire-t-on par minute? Quelle est l'influence de l'acide carbonique et de la vapeur d'eau sur la santé? A quelles maladies l'air confiné donne-t-il lieu particulièrement? Comment agit-il sur les animaux? Comment dans les classes? Citer un exemple de l'influence de l'air pur et de l'air vicié. Quel danger naît des miasmes qui s'échappent des fosses d'aisance, des marais, des houilles, d'un sol bas et humide? A quoi sont exposés les individus qui respirent des poussières occasionnées par plusieurs professions? Que faut-il faire pour purifier l'atmosphère des habitations? Enfant rapidement guéri. — Comment la lumière et l'obscurité agissent-elles sur les plantes et sur l'homme? Quels accidents produisent les rayons trop ardents du soleil? Pourquoi la lumière artificielle ne peut-elle pas suppléer à la lumière naturelle? — Dans quelles circonstances est-on le plus exposé à être frappé de la foudre?

Deuxième Conférence

Sous quels points de vue la chaleur doit-elle être étudiée? Quelles sont les causes d'augmentation ou de diminution de la chaleur? Quelle remarque fait-on dans un milieu froid? Quels aliments produisent le plus de chaleur ? Quelle action faut-il attribuer au fonctionnement des organes ? Dans quelles circonstances constate-t-on facilement la diminution de la chaleur du corps ? Dire quelques mots des climats torrides, chauds, tempérés, froids. Comment agissent la chaleur et le froid sur plusieurs fonctions ? Quelles précautions la chaleur et le froid exigent-ils ? A quels aliments doit-on donner la préférence dans les climats chauds ? Dans les pays froids ? Pourquoi l'exercice a-t-il soustrait un naturaliste à un grand danger ? A quelles maladies particulièrement le froid donne-t-il naissance ? Pourquoi le froid est-il nuisible aux vieillards et aux enfants, et même aux adultes dans certaines circonstances ? Citer des exemples. Quel est l'effet des grandes gelées ? Que faut-il faire lorsqu'une partie du corps est atteinte de congélation ?

Troisième Conférence

Comment naît la fièvre des marais ? Par quel moyen combat-on la cause de cette maladie ? Citer un exemple. Quelles remarques a-t-on faites relativement à la hauteur que les miasmes paludéens atteignent ? Comment les arrête-t-on ? Quelles circonstances contribuent à la propagation de la fièvre typhoïde ? Quels sont les moyens de la rendre moins contagieuse ? Comment crée-t-on quelquefois des foyers d'infection ? — Quelles remarques a-t-on faites touchant la propriété contagieuse de la petite vérole ? Pourquoi avait-on recours à l'inoculation autrefois ? A qui est due la précieuse découverte de la vaccine ? Quels en sont les bienfaits ? Quels moyens emploie-t-on pour répandre la vaccine ? En quoi les bains sont-ils utiles ? Pourquoi les bains frais sont-ils propices ? Quelles précautions les bains froids imposent-ils ? A quel danger donne lieu un bain peu de temps après les repas ? Citer un exemple. Quels avantages les ablutions présentent-elles ?

Quatrième Conférence

De quelles matières se sert-on ordinairement pour les vêtements ? De quels vêtements faut-il faire usage pendant l'hiver? Comment s'opposent-ils à la perte du calorique du corps humain? Quelle influence a la couleur des vêtements sur la perte ou l'absorption de la chaleur? Quelle forme convient-il de leur donner? Par un temps chaud? Par un temps froid? Pourquoi doivent-ils être en rapport avec l'âge? Quel danger détermine le refroidissement lorsque la peau est couverte de sueur? A quelles maladies peut donner lieu particulièrement l'abaissement subit de la température? — Quel terrain faut-il choisir pour construire une maison? Pourquoi un jardin et des arbres sont-ils utiles? Que remarque-t-on dans les maisons bâties sur un sol humide? Pourquoi faut-il s'éloigner des terrains marécageux ou d'alluvion? A quelles maladies donne lieu principalement l'humidité? Quels avantages offre une bonne exposition? Que remarque-t-on relativement aux papiers, aux lambris et aux murs dans une maison humide? Combien de temps doit s'écouler avant d'habiter une maison neuve? Quel danger produit le défaut de ventilation? Citer un exemple. Pourquoi l'étendue de chaque pièce doit-elle être proportionnée au nombre de personnes qui l'habitent? Quelle précaution faut-il prendre pendant la nuit? Quel inconvénient y a-t-il à laisser des fleurs odorantes dans les chambres? Pourquoi la ventilation est-elle absolument nécessaire dans les classes? De quelle utilité est la propreté? Pourquoi doit-on éloigner des habitations les matières organiques en décomposition? — Quels sont les différents modes de chauffage? Quel danger occasionne un poêle en fonte? Pourquoi un poêle de faïence est-il préférable? Quel inconvénient y a-t-il à fermer la clef d'un poêle?

Cinquième Conférence

Pourquoi les aliments sont-ils indispensables? Pourquoi la nourriture doit-elle être aussi variée que possible? Quels sont les principaux aliments fournis par le règne végétal? De quelle utilité sont la plupart des fruits? Dans quelles circonstances peuvent-ils devenir nuisibles? Dites quelques mots du cocotier et du sucre. Quelles

expériences a-t-on faites sur des chiens ? De quelle
utilité est la pomme de terre ? Pourquoi le blé est-il une
des substances les plus précieuses ? Pourquoi le poisson,
la viande et les œufs sont-ils de bons aliments ? Quel est
l'effet de la viande rouge et crue sur l'estomac et sur le
sang ? Quel inconvénient y a-t-il à manger trop long-
temps de la viande crue ou saignante ? Comment con-
serve-t-on le suc de la viande ? Quelles sont les qualités
du pot-au-feu ? A quelle maladie peut donner lieu la
chair de porc ? Que faut-il faire pour l'éviter ? Pourquoi
le lait est-il un aliment précieux ? Pourquoi faut-il bien
imprégner les aliments de salive ? Quels inconvénients
résultent d'un laps de temps insuffisant ou trop prolongé
entre chaque repas ? Quelle est l'influence de la gaieté,
de la tristesse et de l'irrégularité des repas sur la digestion ? Indiquer les conséquences de l'insuffisance de la
nourriture. Quel régime imposent les travaux pénibles ?
Exemple. Comment doivent se nourrir les individus qui
dépensent moins de force, les enfants et les vieillards ?
Quels sont les aliments minéraux ? Pourquoi l'association
d'aliments de nature différente est-elle nécessaire ?

Sixième Conférence

Quel rôle l'eau joue-t-elle dans l'organisme humain ? De
quoi est composée l'eau pluviale ? A quels caractères
reconnait-on qu'elle est potable ? Quelle est la composition de l'eau de source ? Quelles remarques a-t-on faites
relativement à l'eau de rivière ? Pourquoi l'eau de citerne
est-elle quelquefois impure ? Quels moyens faut-il employer
pour la conserver aussi pure que possible ? Quelles sont
les matières qui rendent l'eau de mare insalubre ? Que
deviennent les germes des vers dans le tube digestif ?
Quelle influence l'eau de mare peut-elle exercer dans les
temps de sécheresse ? Quel avantage obtient-on de l'eau
employée comme boisson ? A quelle température convient-il
de boire l'eau ? Quel danger l'eau froide peut-elle occa-
sionner ? Citer des exemples. Quelle est l'opinion de plusieurs médecins sur les propriétés de l'eau ? Citer plusieurs

personnages qui ne buvaient que de l'eau. Dans quelles conditions est-elle particulièrement utile? — Comment obtient-on du cidre de bonne qualité? Quel mélange faut-il faire? Quel moyen employer pour conserver le cidre? Quelle est l'action du cidre acide? — Pourquoi le vin rouge est-il préférable au vin blanc? Le vin rouge mélangé avec de l'eau est-il une boisson salubre? A qui le vin pur est-il principalement utile? Comment faut-il agir pour connaître la falsification du vin? Peut-il déterminer l'alcoolisme? Quelle influence ont sur la digestion la bière légère et la bière forte?

Septième Conférence

Quels sont les écrivains célèbres qui ont signalé le danger des boissons alcooliques prises avec excès? Quelles sont les principales boissons alcooliques? De quelles substances retire-t-on l'eau-de-vie? Pourquoi l'absinthe est-elle excessivement dangereuse? Que devient l'alcool dans l'estomac? Citer une comparaison. Par quelle autre voie que l'estomac l'alcool peut-il s'introduire dans l'économie? Comment s'échappe-t-il du corps? Citer un exemple. Quel est l'effet de l'alcool sur les tissus? Citer comme exemple l'introduction de l'eau-de-vie dans un œil. Quelle est l'action de l'alcool sur le goût, l'estomac, les intestins, le péritoine, le foie, le rein et la vessie, les vaisseaux sanguins et le cœur, les bronches et les poumons, enfin sur le cerveau? Quelle remarque a-t-on faite chez les personnes qui vivent avec sobriété et chez celles qui abusent des liqueurs fortes? Quel danger naît de l'alcoolisme chez ceux qui sont frappés d'une maladie aiguë ou qui reçoivent des blessures? Quel danger se manifeste durant les épidémies particulièrement? Citer un exemple. Que faut-il craindre lorsqu'on boit les liqueurs fortes à jeun? A qui s'appliquent toutes les observations précédentes? Quels avantages se rattachent à l'usage modéré des boissons alcooliques dans quelques circonstances?

Huitième Conférence

Comment agit l'ivresse sur les facultés intellectuelles ? Que remarque-t-on au début de l'alcoolisme ? Pourquoi l'alcoolisme se produit-il plus souvent aujourd'hui qu'autrefois ? Quelles sont les maladies mentales qui naissent du contact prolongé de l'alcool avec le cerveau ? Quels sont les deux autres troubles intellectuels qu'on observe parfois ? Citer un exemple. En quoi consistent les hallucinations ? Citer plusieurs exemples. A quel genre de mort succombent un certain nombre d'hallucinés ? Comment se manifeste le delirium tremens ? Dans quelles proportions la folie a-t-elle augmenté ? Quels sont les déplorables effets de l'ivrognerie chez l'ouvrier, chez les patrons, chez les individus plus ou moins riches ? Quels sont les devoirs du père de famille ? Pourquoi l'ivrognerie a-t-elle les conséquences les plus funestes chez la femme ? Quelles sont les maladies que présentent la plupart des enfants nés de parents alcoolisés ? Quels devoirs la société impose-t-elle ? En quoi les buveurs méconnaissent-ils ces devoirs ? Que deviendrait une nation livrée à l'intempérance ? Comment punissait-on les ivrognes autrefois ? Quel est le meilleur moyen de combattre l'ivrognerie ? Faites un résumé des septième et huitième conférences.

Neuvième Conférence

A quelle époque a-t-on commencé à cultiver le caféier en France ? Quels principes l'analyse chimique a-t-elle principalement découvert dans le café ? Quel degré de torréfaction doit-il subir ? Quel était le prix de cette substance lorsqu'on a commencé à en faire usage en France ? Quelle prédiction Mme de Sévigné a-t-elle faite touchant le café ? Le café est-il réellement une substance alimentaire utile ? Comment agit-il sur l'économie ? Pourquoi convient-il aux individus lymphatiques ? Quels avantages en obtient-on dans les pays froids et dans les pays chauds ? Pourquoi le café est-il utile aux soldats, aux marins, aux poëtes, aux littérateurs, aux hommes de science et aux personnes qui travaillent presque continuellement dans les bureaux? Peut-on renoncer brusquement à l'habitude du café? Citer un exemple. Comment l'excès du café est-il nuisible? Les personnes nerveuses et irritables doivent-elles s'abstenir de cette boisson aromatique? Pourquoi ne doit-on pas donner de café aux enfants? — A quelle époque a-t-on introduit le tabac en France? Que pensait Fagon du tabac? Citer une anecdote. Que disent du tabac le plus grand nombre des médecins qui ont étudié spécialement cette question d'hygiène? Quel est l'actif et quel est le passif du tabac? Comment les propriétés énergiques du tabac se révèlent-elles? Citer un exemple. Quelle différence y a-t-il entre le tabac à fumer et le tabac en poudre? Quels sont les désordres que produit l'abus du tabac sur les glandes salivaires et sur celles de l'estomac? Quelles sont les autres maladies qu'il peut déterminer? Comment agit-il sur la vue et sur la mémoire? Cause-t-il quelquefois l'aliénation mentale? De quelles circonstances faut-il tenir compte pour bien observer les effets du tabac? Quelles sont les personnes particulièrement qui s'exposent à des maladies graves? Est-il nuisible aux personnes nerveuses et irritables? Quelles sont les conditions où le tabac n'est pas nuisible?

Dixième Conférence

Combien l'homme possède-t-il de sens? Quelles sont les principales parties de l'œil? Citer plusieurs maladies résultant de la perte de l'intégrité de ces parties. En quoi une lumière trop vive ou insuffisante est-elle nuisible? Comment agissent sur la vue les terrains calcaires et la neige? Que faut-il faire quand la lumière est trop forte? Quels sont les combustibles qui servent à l'éclairage? Pourquoi de bons reflecteurs et une distance convenable sont-ils utiles? Pourquoi doit-on éviter la lumière vacillante et la lecture des ouvrages imprimés en très petits caractères? Comment doivent agir les personnes qui lisent beaucoup? Quelle comparaison peut-on faire entre la privation de la lumière et des aliments pendant quelque temps? — Pourquoi l'ouïe est-elle un sens de premier órdre? Quelle influence a sur l'intelligence la privation de ce sens? Comment parvient-on à augmenter les facultés intellectuelles des sourds-muets? A qui est due cette précieuse découverte? Quelles sont les principales parties de l'appareil de l'audition? Pourquoi doit-on éviter d'introduire des corps étrangers dans le conduit externe? Pourquoi faut-il avoir soin de nettoyer les oreilles? Comment agit un bruit violent? Quels inconvénients présente l'inflammation fréquente de la gorge? Que faut-il faire lorsque l'oreille devient paresseuse? — Quelles sont les suites de la perte du goût et de la privation de l'odorat? Parvient-on à perfectionner beaucoup le toucher? — Quelle limite peut-on assigner à l'état de veille et au sommeil? Quels sont les effets de l'insuffisance ou de la prolongation du sommeil? A quoi un vieillard de quatre-vingts ans devait-il une excellente santé?

Onzième Conférence

Comment le travail corporel est-il propice à la santé? Pourquoi doit-il être proportionné au degré de forces de chacun? Quelle action exerce-t-il sur les muscles? Que remarque-t-on chez les forgerons et les menuisiers? Pourquoi faut-il accorder la préférence aux travaux des champs? Quels inconvénients se rattachent à la station assise? Que faut-il faire? Citer plusieurs jeux. Pourquoi le travail intellectuel est-il favorable aussi à la santé? A quoi s'exposent les personnes qui cultivent exclusivement leur intelligence? Quels avantages résultent de l'économie associée au travail? Quelles conséquences fâcheuses ont les dépenses inutiles? Pourquoi le travail est-il utile à la santé moralement? Pourquoi l'oisiveté est-elle nuisible physiquement et moralement? Citer des exemples. — En quoi de bons muscles sont-ils utiles? Citer un certain nombre d'exercices. Que remarque-t-on chez les individus qui se livrent à l'équitation, à la natation et à l'escrime? En quoi consiste la gymnastique qu'on enseigne dans les écoles? Quels avantages obtient-on de tous ces exercices?